Como ELIMINÉ el ACNE Después de 18 Años de Intentarlo

Copy Right © 2015 por Alejandro Alba. Todos los Derechos Reservados.

COMO ELIMINÉ EL **ACNE**
Después de 18 Años de Intentarlo

Conoce mi solución definitiva contra el acné, después de 18 años de buscar soluciones.

"Fracasas solamente hasta que dejas de intentar".

1.- Como inició el ACNE a los 15 años

Hola, mi nombre es Alejandro Alba, te puedo decir que en mi juventud, sobre todo en mi niñez siempre fui muy feliz, me gustaba mucho jugar con mis juguetes (te estoy hablando de cuando tenía 6 años). Crecí en un pueblo rural, como tantos que existen a lo largo de México. Era un chico muy activo y generalmente era el líder de mi grupo de amigos.

También, es bueno decirlo, era el más agraciado físicamente en mis grupos, delgado, estatura promedio para un niño de mi edad, no güerito, ni moreno, más bien blanco, facciones finas y cabello de color negro.

Conforme crecí seguí siendo muy popular entre mis amigos y con las niñas, durante el transcurso de la primaria. Posteriormente, pasé tres años por la secundaria y ahí todo transcurrió normal.

El problema comenzó cuando ingrese a la preparatoria, casi como una maldición que comenzaba a tomar forma:

Un día normal que junto al grupo escolar nos dirigíamos de paseo, una amiga que estaba sentada al lado mío en el autobús, se me acercó mucho a la cara, me comenzó a tocar el rostro suavemente y de repente sentí un dolor, con sus dedos me apretó una parte de la cara, me dijo que tenía muchas espinillas en el rostro, que hiva a quitar algunas. Ella seguía a un lado de mí, pellizcando mi cara. A mí me gustaba, pues estaba muy cerca y no era para nada desagradable.

Cuando regresamos del paseo, y ya estando en mí casa, me dio curiosidad que tanto me estuvo haciendo mi amiga. Me fui al espejo del baño y al observarme con más detalle, noté como a lo largo de mi rostro, sobre todo en las mejillas, en verdad, tenía bastantes puntos negros, algunos de los cuales, incluso se veían puntiagudos.

Me desagradó tal situación en mi cara, pero sobretodo me dio curiosidad, seguí apretando los puntos negros que tenía, ya que, no me gustaban y quería sacarlos todos de mi rostro.

Sentía cierto placer cada vez que sacaba esa especia de pus seca que tienen las espinillas. Al final, mi cara (sobre todo los cachetes) y mi nariz, quedaban muy enrojecidos por tantos puntos que me apretaba.

Esta forma de librarme de mis puntos negros, comenzó hasta formarse como un hábito. Cada vez que llegaba de la preparatoria, me dirigía directo al espejo para revisarme y quitarme esos desagradables invasores de mi cara.

Desafortunadamente para mí, no me daba cuenta que mis granos cada vez eran más y más grandes.

En la preparatoria seguí siendo el líder de mis amigos, era una escuela donde en su mayoría había hombres. Por otra parte, recuerdo que en mi casa comenzaron los problemas económicos, en ocasiones, hasta mi padre decía que era muy posible que tuviese que dejar la escuela para ponerme a trabajar.

No eran los mejores momentos, aun así, me gustaba estar entre clases con mis amigos, pues eran muy divertidos. Pasaba muy buenos momentos jugando futbol con ellos o simplemente sentado en las bancas del patio de la escuela.

Para ese entonces, empezaron a salirme granos más grandes en mi rostro, ya se podía ver como mi cara presentaba ciertas marcas por las costras que quedaban de los puntos negros más grandes que me quitaba, pues no tenía casi ningún cuidado al exprimir los granos.

Era una sensación de alivio extirpar los granos, pero definitivamente no estaba mejorando, creo que de algún modo me gustaba, me volví adicto a quitarme los granos de la cara. Mientras más grande era el molesto grano, más placer sentía al sentir como salía ese líquido blancuzco y desagradable de mi cara.

Nota Importante:

Si esto te parece desagradable te sugiero cambiar de capítulo del libro, creo que es importante escribirlo, pues solamente una persona que ha sufrido este padecimiento en el grado en el que me ocurrió puede entender bien los sentimientos y sensaciones encontradas, que se experimentan ante este tipo de problemas.

2.- Necesito ayuda

En segundo año de preparatoria mis granos estaban en su apogeo, mi cara estaba hinchada y en el transcurso de solo unas cuantas horas, podían salirme dos o tres granos bastante grandes que al quitármelos dejaban marcas enormes. Ya para entonces, comprendí que necesitaba ayuda.

En cuanto a mi estado emocional, me daba mucho miedo el salir a la calle con granos, no me gustaba que la gente me mirara. He conocido personas que están igual de marcadas por el acné de como yo estaba en ese entonces y sinceramente las admiro porque a mí me parecía un tormento salir así a la calle. Hablar con las chicas me parecía casi imposible. Mi autoconfianza estaba por los suelos.

Los tiempos eran muy diferentes en ese entonces, debo decirte que tengo 33 años al momento de escribir estas memorias y hace 17 años, no tenía para nada la facilidad de buscar en google o en cualquier tipo de publicación virtual.

Estuve buscando respuestas para mi problema del acné entre opiniones de amigos y familiares. Me recomendaron varios remedios caseros. Desafortunadamente, ninguno dio resultado.

Tristemente, al mismo tiempo que buscaba soluciones, me encontré con las peores calumnias de parte de algunas personas que consideraba mis amigos. Algunos de los que se burlaban de mi eran hasta familiares cercanos.

Continuamente me colocaban sobrenombres. Me decían el garapiñado, el presidiario (por estar atrás de los barrotes), el granos a mí y muchos otros que ya no recuerdo.

Era la burla para muchos de mis conocidos, con afligida razón, pues tenía la frente y cara, completamente llena de granos enormes e hinchados.

Para tercero de preparatoria había días que no quería siquiera ir a la escuela (incluso falté en muchas ocasiones), decía en mi casa que no tenía clases y me quedaba en mi cuarto a ver televisión y leer revistas e historietas. Empecé a caer en depresión. Era increíble para mis padres que no tuviese clases en varios días. Entonces, les hacía creer que salía a la preparatoria, pero realmente no llegaba ahí.

Por el estado tan maltratado de mi cara, se burlaban mucho de mí y eso hacía que estuviese muy adolorido. Por lo que evitaba llegar a la escuela. Me iba a las unidades deportivas a perderme entre los espacios vacíos. O simplemente me dedicaba a caminar hasta que era la hora de regresar a la casa.

Cuando llegaba a casa en un día normal, después de vagar todo el tiempo. Me iba a mi cuarto para lamentarme el estado de mi cara. Me quitaba uno o dos granos más, solo los más feos y grandes. Los que estaban a punto de estallar y tenían mucha pus blanca.

La situación ya se había complicado para mí. No tenía la forma de salir de esto solo. Y era un chico muy penoso como para pedir ayuda a ma personas. Las constantes mofas y eventos denigrantes hacia mi persona ya tenían mi autoestima completamente derribada.

No podía ni siquiera ver a las personas a los ojos. Desde aquí desarrolle un miedo a la gente. Que continuaría hasta hace poco. Más de 15 años con miedo a ver a una persona cara a cara a causa del maltrato verbal y psicológico que experimenté.

No puedo llamarle bulling porque en ese entonces no lo conocíamos de esa manera. La sociedad no tenía ni siquiera un nombre para estas situaciones que sobajaban la integridad y tranquilidad mental de las personas al ser víctima de bromas de mal gusto y maltrato hablado.

Recuerdo muy bien que antes de concluir el tercer año de preparatoria (con el problema del acné completamente desarrollado) pasé dos semanas recluido en mi cuarto. No salía para nada. Mi madre no lo entendía. Solamente me dejaba mi comida en la puerta. A veces ella intentaba hablar conmigo, pero simplemente le decía que estaba bien. Por mi parte, pasaba el tiempo viendo películas. Tratando de olvidar el problema del acné que vivía conmigo. Me acuerdo haber roto un espejo grande por la molestia al verme.

Me sentía desesperado solo de pensarlo, no tenía las fuerzas para centrarme en la realidad, mis padres no podían ayudarme, pues no sabían realmente como hacerlo. Mi papá intentó la forma que conocía de querer hacerme entrar en razón, he de decirte que unos gritos, no funcionan con un deprimido.

Mi madre, desesperada, pero siempre cautelosa y noble, se conformaba con mis respuestas viscerales y afirmativas acerca de mi estado de salud y emocional.

Por otro lado, en esos momentos, mi cuarto era un desastre, tenía todo tirado, papeles, platos, periódicos y ropa. Toda la situación era catastrófica. Recapitulando:

- Estaba por reprobar en la preparatoria por faltas.
- Tenía el rostro completamente cubierto de acné, granos enormes internos y pequeños puntos.
- Mis padres estaban muy preocupados. Se encontraban desesperados.
- Recibía las burlas de familiares y amigos cuando me los encontraba.
- No podía hablar con ninguna chica. No tenía nada de autoconfianza. Me atemorizaba la idea de entablar una conversación solo pensaba en mi problema y como me miraban.
- Mi mente se encontraba completamente centrada en el problema. Todo el día pensaba en mi contexto.
- No encontraba soluciones y no tenía fuerzas para buscarlas.

Era fácil llegar a la conclusión de que no había porque continuar existiendo. A los 17 años, pensé en el suicidio. Y estuve a punto de intentarlo. Afortunadamente y gracias al creador, no lo hice. Algo me hizo recapacitar. Una voz en mi interior, una sensación de que había algo más que podía hacer y que no todo estaba perdido.

El mejor hábito de superación que me enseñó mi padre, fue el de la lectura. Para tratar de salir de esto, me hice a la idea que debía leer.

Con lo que sabía hasta el momento, no iba a resolver mi problema. Así fue como encontré un artículo, en una revista, donde se mencionaban varias causas del origen del acné, entre otras cosas, mencionaban las siguientes:

1.- **Cambios hormonales**. Los cambios en la adolescencia involucran, cambios hormonales por lo que esta etapa se caracteriza por la aparición del acné, desde luego, no es el único detonante, ni tampoco es un hecho que un cambio hormonal es garantía de la aparición de acné pues no todos los adolescentes lo presentan, pero si experimentan todos cambios hormonales.

2.- **El estrés,** es otro causante de acné, el ritmo de vida en las ciudades se vuelve cada vez más frenético y cambiante, por lo que una rutina cotidiana lleva consigo una constante carga de estrés.

3.- **Un mal aseo personal** puede ser la causa de la aparición de acné pero también puede ser la causa de que se incremente en magnitud.

4.- **Productos químicos**, para el cabello o el rostro. La acumulación de sustancias no naturales puede ocasionar reacciones en la piel y generar o facilitar la formación de acné.

5.- **Una alimentación deficiente** y la **falta de** una buena **hidratación** también facilitan la formación de acné. Un cuerpo limpio que se alimenta adecuadamente, tenderá a estar más sano en general.

La información de una fuente, al parecer confiable, me motivó a desear una vez más salir del problema, a tratar de recomponer el camino.

Comencé a cuidarme, a esa lista, agregaría otro punto. Con mi experiencia podía decir que un mal enfoque del problema te puede ocasionar más acné. Es preferible acudir con un médico especialista en dermatología para tener una evaluación profesional.

Y desde luego, puedes hacer muchas otras cosas además de acudir con un profesional. A continuación y para continuar con la narración, te diré todo lo que hice en mi lucha contra el acné, lo que si me dio resultado y lo que no lo hizo.

3.- Probando distintas soluciones: El dermatólogo

Tres meses después de la ocasión que me quede en mi cuarto durante dos semanas, comencé a buscar más alternativas, puse en práctica la parte del aseo. Lavaba mi cara por las mañanas y por las noches. Pero eso resecó mi rostro bastante. Entonces dejé de hacerlo. Solamente la lavaba cuando me bañaba.

Lo que si recuerdo que me ayudo en primera instancia fue **tomar abundante agua**. Tomaba alrededor de uno a dos litros diariamente y eso si me ayudo un poco.

También deje de pellizcarme los granos. Ya no lo hacía "tanto". Y me compre un tratamiento para el acné. Que consistía en una mascarilla que supuestamente te tapaba las imperfecciones del acné y al mismo tiempo lo curaba.

Lo use alrededor de un mes pero parecía que traía lodo en el rostro así que deje de aplicarlo.

Ahorre un poco de dinero y compre otro tratamiento, aún más costoso que en anterior y este además salía en la televisión. No podía fallar. Me ayudo un poco también. Solo que como era a base de alcohol resecaba mucho mi rostro.

Compre una crema para humectar mi rostro pero me sacaba más granos. Entonces, me di cuenta que era contradictorio esto.

Para ayudarme con el problema, Mi mamá reunió dinero y me lo dio para que acudiera con un dermatólogo. Sin demora, saque cita y me fui a consulta. Era en un edificio de una de las mejores clínicas de la ciudad. Cuando entre a su consultorio, esta persona me pareció imponente, un señor de unos cincuenta años con barba blanca de candado bien recortada y bien vestido. Sentado en su escritorio, me invito a pasar.

Al acercarme más vi que su rostro estaba completamente limpio. Su piel era blanca, parecía un poco rosada. Muy bien cuidada. Sin un solo punto, grano o imperfección. Me preguntó:

- ¿A qué has venido?

Le dije que venía a consulta por un problema de acné severo. Las palabras que me dijo después aun las recuerdo claramente.

- Vaya, si no me hubieras dicho ni me lo hubiese imaginado, tu cara se ve sin problemas y muy bien.

Sé que me lo dijo por hacerme sentir mejor y levantar mi ánimo. Pero me agradó que lo dijera, de cualquier modo.

Le conté a grandes rasgos mi problema y como este comenzó. Me recomendó dos productos. Uno de ellos le llamaremos Producto A, a base de Peróxido de Benzoilo y el Producto B, con Clindamicina (no tienen relación actual a producto alguno, ya que no estoy promocionando alguno). Me comentó además que mi tipo de acné era provocado en parte por el sol. Por lo tanto, debía cuidar de no estar mucho tiempo expuesto, ya que, esto provocaría más acné. El Producto A me lo debería aplicar en las noches y a la mañana siguiente, debía lavar mi rostro bien. Y no debía salir al sol con el Producto A aplicado pues provocaría una reacción.

El otro producto, el Producto B debía de aplicarlo durante el día, era una crema transparente. Un poco más líquido que el gel para el cabello.

Estos dos productos lo estuve utilizado durante mucho tiempo y un tiempo me dieron aceptables resultados. Sin embargo, no te los estoy recomendando solo los escribo en el relato porque no quiero guardar secretos contigo estimado lector.

4.- Intermedio

Después de haber seguido las indicaciones del médico y haberme aplicado los medicamentos que me recetó el Doctor, al pie de la letra (para mi tipo de acné)...

Mi rostro mejoró mucho y mi autoestima se comenzó a recuperar. Aunque definitivamente seguía marcado de la cara (Me estaba recuperando). Pues la cantidad de granos que me salían ya era mínima. Uno o dos granos por día y de tamaño no eran muy grandes. Afortunadamente y para mi beneficio había días que no me salía ninguno

Con ambos productos utilizándolos bien y con mi cara aseada notaba que hasta las marcas de los granos también sanaban más rápido.

Así fue como, comencé a darme valor para hablarles a las chicas, inclusive me gustaba mucho hablarles en todas partes, aprovechaba todas las ocasiones para hablar con ellas. Si una me gustaba en el trayecto a donde fuera, me detenía y me dirigía a presentarme con ella. Si hacíamos clic, le pedía su teléfono y el preguntaba si podía acompañarla adónde iba o quedábamos de salir o de llamarnos.

Mi confianza se incrementó con mi mejora en el rostro. Pasaron así varios años. Mi vida mejoró sustancialmente. Pero había algo que comenzaba a preocuparme.

Con el paso de los años noté como el producto a base de peróxido de benzoilo me resecaba mucho la piel de la cara. Después de los primeros cinco años de aplicación empecé a preguntarme cuanto tiempo debía seguir aplicando el tratamiento. Busque al médico que me lo recetó, pero ya no estaba en su consultorio. Me documenté al respecto, había personas que decían que este compuesto con el paso de los años sacaba poros muy grandes en la piel.

Recuerdo que cuando me estiraba la cara se me veían unos poros enormes como rojizos. Y en algún archivo encontré que era debido al uso continuo del peróxido de benzoilo. También me salieron arrugas a los lados de los ojos, y se me hacían arrugas de persona mayor cuando me reía.

Esto, al parecer, es porque el peróxido de benzoilo seca mucho la piel. Los productos aunque me resultaron benéficos durante un tiempo, no te los puedo recomendar. Solamente cuento mi experiencia, más adelante si tengo bastantes recomendaciones naturales.

Como dije anteriormente, intente dejar varias veces el peróxido de benzoilo pero cuando lo dejaba a los dos o tres días me comenzaban a salir muchos pequeños granos, como espinillas pero con punta blanca muy pequeñas. Entonces, regresaba con el peróxido de benzoilo nuevamente y se me quitaban en dos días. Me sentía como un adicto al tratamiento. Varias veces quise dejarlo pero físicamente no podía…

Respecto al producto B, a base de Clindamicina, fue fabuloso para mí no detecte ningún efecto de rebote, bueno, solamente en mi cartera, pues era más costoso que el producto A y se terminaba más rápido.

También recuerdo que si dejaba de usar el producto B por alguna razón, me salían granos rojizos después de un mes o dos, de no utilizarlo.

En resumen, no podía dejar los productos después de años de utilizarlos, estaba esclavizado a ellos. Aunque si me ocasionaron efectos secundarios en la piel.

Mi preocupación llegó cuando en un artículo, encontré que el peróxido de benzoilo podía favorecer el cáncer de piel. Ya sea que fuese cierto o no. Definitivamente tenía que dejarlo.

5.- Más de Trece años después...

Mis intentos por dejar los medicamentos se extendieron hasta los 31 años de vida. Más de una década utilizándolos. Me sentía como un dependiente completo de los medicamentos farmacéuticos que me recomendó un doctor que tal vez ya no estaba siquiera en este mundo.

Siempre me ha gustado la superación personal. He leído muchos libros a lo largo de mi vida, referentes al tema. Así como del poder de la mente y de los pensamientos positivos.

De esta forma a los 31 años, estaba listo para probar el poder de la mente en mi propia persona. Decidí que el acné debía ser un problema mental. Así que simplemente debía ignorar ese problema y pensar que estaba completamente sano. Sin acné y que mi rostro era hermoso.

Dejé de usar los productos A y B. Mis pensamientos durante el día eran:

"Mi rostro es hermoso", "Tengo una piel hermosa".

Al principio, creí con todas mis fuerzas que esto funcionaria, estaba seguro del poder de mi mente y que esto podía ser real. Existen muchas personas que dicen que la mente puede hacer cualquier cosa que se proponga. Yo también lo creía. Fervientemente.

Lamento decirte que esto solamente funcionó cuatro meses. Mi cara comenzó a llenarse otra vez de granos como cuando estaba en la preparatoria.

Decepcionado de mis creencias, llegue a pensar que tal vez mi mente no era lo suficientemente fuerte o que esas creencias no eran ciertas.

Ninguna de las dos. **La mente puede hacer todo lo que se proponga. Siempre y cuando el cuerpo tome las ACCIONES adecuadas**.

Ese intento fue fallido la repetición mental (programación de tu mente con un pensamiento conscientemente definido), no funciono en esta ocasión.

Estaba un poco decepcionado y desconcertado pues nuevamente regrese a utilizar los productos A y B.

Pero no me iba a rendir. Ahora después de tanto tiempo tenía que dejar esos productos. Así que tome la determinación de que ya era un ADULTO que realmente no debía importarme si tenía ACNE o no. Al final debía quererme como NATURALMENTE había sido enviado a este mundo. Después de más de trece años y seguía luchando contra mi naturaleza de tener acné. Ya estaba cansado. Qué tal si solamente ¿lo aceptaba? Nunca se me había ocurrido antes.

Aceptar el problema del acné, tener granos, si ese era mi destino. Simplemente no debía quitármelos ni picarme la cara. Decidí entonces que no me importaba si me salían o no. Simplemente no me iba a pellizcar más la cara.

Y así fue, a mis treinta y dos años. Creí haber encontrado la solución. *Aceptarme como era.*

En mis reuniones de trabajo o en mi casa intentaba no pensar en mi rostro. Al fin, no era tan importante como me veía. Lo que importaba era mi mente y los pensamientos. También, lo que decía y mis comportamientos, al igual que mis resultados. No importaba mi rostro o como luciera. Así pasaron varios meses. Mi rutina siguió relativamente normal.

Después de seis meses de vivir aceptando o ignorando el problema…

Mi rostro tenía granos medianos con pus de color blanco. Dado que no me picaba más la cara estaban ahí, pequeños granos y medianos granos, vivían en mi cara. A veces, por accidente me tocaba la cara y sentía alguna formación de acné o protuberancia, intenté ignorarlo.

Posteriormente ya no me aguanté más. Realmente no podía aceptar eso. No podía fingir que no pasaba nada. Yo no. Tal vez alguna otra persona sí, pero soy de los tipos que les gusta afrontar los problemas y darles solución verdadera.

Comencé a buscar más alternativas. Hiciera lo que hiciera ahora no iba a ignorar el problema. Tenía que terminar con él. Y sin ayuda de más químicos. Ya no quería tener químicos en mi cara. En primer lugar fue lo que me orillo a buscar otras opciones. No más QUIMICOS.

Llegue ahora a la conclusión de que ignorar el problema no era la mejor de las soluciones. Algo debía haber para terminarlo definitivamente. Investigué más a fondo. Acudí a tiendas naturistas. En artículos en internet, encontré que la miel de abeja era excelente para tratar piel lastimada hasta por causas de acné severo.

Busque más acerca de la miel natural, pero la recomendación del artículo fue que no debía aplicar miel que no fuese natural. En mi investigación sobre la miel encontré acerca de sus beneficios si la diluyes por las mañanas en agua y la tomas en ayunas, por la energía que te genera para tu día. Además que la miel pura no se pudre por su alta acidez, ya que, al parecer esto no es apto para las bacterias. Se dice que incluso encontraron miel en algunas tumbas egipcias y aún era comestible a pesar de más de cinco mil años de longevidad.

Bueno el problema principal ahora radicaba en conseguir la miel pura. La compre con las personas que la venden en las calles y en los mercados o tiendas naturistas. Sin embargo, me encontré en todos los casos que esa miel tenía agregados como el agua, azúcar u otros. Puedes corroborar esto haciendo pruebas a la miel.

Se dice que la miel pura debería tender a solidificarse, una miel que no se solidifica es miel con agregados. Para probar es posible colocar una cucharada de miel en agua, la miel pura debería permanecer junta. Pero esto no es concluyente. Ya que, existen pocos lugares en el mundo donde se exige a los fabricantes que incluyan en la etiqueta los aditivos que tiene su miel.

En una cadena de farmacias encontré miel supuestamente pura en envase. O al menos eso decía la etiqueta y la promoción del fabricante. Entre a su sitio web y también afirmaban que su miel era natural y pura.

No hice muchas pruebas al respecto, ya que me bastó con hablar al fabricante y corroborar sus supuestas instalaciones de fabricación natural de la miel con lo que decía en google maps.

Compré la miel y me la llevé a mi casa, preparé una mezcla de avena molida y miel para la mascarilla. La coloque en mi cara durante diez minutos y pasado el tiempo, lavé mi cara con agua. Realicé esto dos veces por semana continuamente. Sentía una piel hidratada. Y la verdad mi rostro se sentía muy fresco y sano.

Después de tres meses, era la primera ocasión que veía que el acné no aumentaba en mi rostro sin la ayuda de los productos A y B.

Parecía un milagro, había encontrado mi formula "mágica". Mi piel estaba muy fresca y yo estaba feliz. La miel era un verdadero milagro. La tomaba por las mañanas y la untaba en mi rostro por las noches en mascarilla durante diez minutos.

Pasó un mes, todo estaba transcurriendo bien, ya no necesitaba los medicamentos, la miel me había recargado las baterías y tenía la esperanza de concluir esta larga batalla. De repente, un día, sentí una bola dura por dentro de una de mis mejillas. ¡Rayos! Era un grano gigante interno. Investigué acerca del tema, todo parecía indicar que era un forúnculo. No debía tocarlo ni extirparlo. Me enteré en internet que hay incluso cirugías para sacarlos. Pero que en ocasiones ellos solos se quitan.

El forúnculo estaba creciendo con los días, además, de que en un par de ocasiones para madurarlo le coloqué compresas de agua caliente, esto se supone que envía más sangre; y por lo tanto, acuden más defensas para combatir la infección. El forúnculo me molestaba, Un día que le vi la punta roja y un poco blanca, tomé un papel de baño y me apreté. El resultado fue solamente que salió un poco de pus. Pensé que si seguía ejerciendo presión lograría sacar el pus blanco.

He de confesar que siempre fue mi debilidad este tipo de situaciones. Nunca me han gustado ni me gustaron los granos y aunque sabía que lo peor que podía hacer era exprimir un forúnculo. Lo hice. Me deje una gran marca roja. Y Salió un poco de pus blanco pero el grano no murió. Una semana después renació más grande.

Lo volví a pellizcar y volvió a crecer. Después de tres semanas de seguir con la rutina, dejaba que se inflamara y volvía a reventarlo. Terminé con este grano enorme pero mi cara quedó con una marca roja que no cicatrizaba. Y no solo eso, al parecer la infección se expandió por mi cara porque me salieron tres o cuatro forúnculos más en distintas partes del rostro. Cerca del mentón del lado derecho de mi cara me salieron tres.

Así que NUNCA, por favor NUNCA revientes un forúnculo. Mucho menos si no ha madurado. Investigué más a fondo y encontré que las compresas de agua caliente me podían ayudar. Así que una tarde que no aguantaba la comezón por los forúnculos, me salí de mi trabajo sin permiso, me fui directo a la farmacia. Compré gasas esterilizadas, alcohol, algodón, agua destilada y me dirigí a mi casa.

Calenté agua casi al punto de hervir. Me lavé bien las manos y me coloque compresas de agua caliente en el rostro. Específicamente en los puntos donde tenía los forúnculos. Cuando noté que la pus salía y ya empezaba a salir un poco de sangre. Utilicé el agua destilada en algodón colocándola en las zonas afectadas.

Esto pareció funcionar muy bien. Me quedó la cara con un poco de marcas pero me libré de los forúnculos o al menos eso pensé. Una semana después, por la mañana tenía que acudir a un curso en mi trabajo. Cuando estaba en el curso sentí como me daba una comezón horrible del lado derecho de mi cara. A un lado del mentón. Me toqué un poco para cerciorarme. Era un FORUNCULO **ENORME**. El más grande que nunca había visto. Esto definitivamente no podía ser normal. Parecía como del tamaño de un limón maduro adentro de mi rostro.

Me fui directamente con una especialista que me recomendaron. Era una torre médica grande, de las mejores en el centro del país. La estuve esperando como una hora y media. El entrar a consulta. La vi, era una mujer de nomas de 39 años. Delgada, no parecía muy formal. Al verme, me dijo ¡Que GRANOTE!

No fue muy agradable. Aun así, no me moleste. Pero si pensé que era muy poco probable que regresara después con ella. Me revisó, con una lupa, me hizo preguntas. Concluyó que no era un barro o forúnculo. Me dijo que inicio como un barro pero que adquirí una infección adicional, al parecer tenía herpes y por eso había tomado esas proporciones. Me recetó antibióticos y antivirales. Además de un Spray tópico. También me comentó que regresara en un mes para revisarme nuevamente.

Pasaron cinco días, la verdad estaba muy preocupado. Nunca me había salido un grano tan enorme y ahora, pensar que era herpes era peor para mí. Todo por no haber aguantado y haberme tocado la cara. Con todas las pastillas que me tome y el tratamiento completo. Estaba mejorando. La hinchazón cedió hasta el sexto día.

Seguí tomando antibióticos por otra semana. Pero aun sentía una protuberancia exactamente al lado de donde estaba el súper grano y me salió una protuberancia menor. Ambas ya no eran grandes, eran más bien pequeñas. Pero eran duras, no me atrevía ni a tocarme. Ni a mirarme casi.

Los antibióticos ayudaron a que ya no se esparciera más la infección en mi piel. Pero me quedaron dos bolitas pequeñas internas donde estaba el grano enorme. Se me ocurrió que tal vez la miel pudo haberme ocasionado ese problema ya que antes de la miel no me habían salido granos tan grandes. Como haya pasado no volví a confiar más en la miel. Nunca me coloque miel en el rostro desde entonces.

Acudí a comprar los productos A y B por enésima ocasión. Pero seguí investigando. A partir de ahí, me documenté más. Lo más importante es siempre seguir adelante NUNCA RENDIRSE.

Por ningún motivo debes reventar tus granos pero definitivamente yo nunca he podido, no me gusta tenerlos en mi cara. A partir de lo que he investigado, desarrollé un procedimiento paso a paso para extirpar un grano que ya está listo con el cual he tenido muy buenos resultados, ya que, la infección no se expande de este modo y es el siguiente (aclarando es lo que a mí me ha dado resultado, es tu responsabilidad seguir o no el procedimiento):

Requisitos: Agua caliente, Jabón rosado (el de barra grande), agua oxigenada, algodón, gasas esterilizadas y dos cotonetes (de los que se usan para limpiar las orejas).

1.- Lava bien tus manos y tu cara, con agua y jabón.

2.- Seca bien tu piel con una toalla.

3.- Humedece gasas con el agua caliente, cuidando de no quemarte.

4.- Aplica las gasas en el grano directamente, si ya está listo y tiene la punta blanca va a reventar solo.

5.- Con ayuda de los cotonetes extirpa el grano con mucho cuidado, aplica muy poca fuerza.

6.- Lava tu piel con jabón y agua y sécate nuevamente.

7.- Con algodón aplica un poco de agua oxigenada en el área afectada. Puede ser que la piel se torne blanca, regresará a su color después de unos minutos.

6.- La solución viene en envase natural

Seguí buscando alternativas, encontré muchos tratamientos químicos y de venta por catálogo pero no me interesaban porque eran a base de productos químicos.

Hasta que por fin encontré lo que tanto estaba buscando. Es tan fácil, que nunca, en tanto tiempo se me ocurrió. Dieciocho años después de comenzar con este problema después de tanto investigar y probar, encontré...Aloe vera. Esta hermosa planta. Comúnmente llamada sábila. Me ha curado completamente de acné. Mi seguridad es mayor que nunca. Estoy sereno la mayor parte del día. No tengo porque mentirte. Esto es lo que al final me ha funcionado. Mi rostro esta mejor que nunca. No aplico otra cosa en mi cara que no sea aloe vera.

No más químicos, no más granos enormes ni espinillas. Todo esto solamente es un mal recuerdo. Tengo una plantita de aloe vera en mi casa, en mi jardín que me costó tres dólares. Es todo lo que necesito para tener una piel bien cuidada.

A mis treinta y tres años de edad, te puedo decir que estoy completamente curado de acné. Llevo utilizándola medio año, no hay ningún efecto de rebote en mi piel. Incluso he notado que las marcas de acné más severas que tenia se han estado curando poco a poco. No es magia. Son simplemente las propiedades de la planta medicinal.

Ahora te diré como la utilizo:

1.- Corta un trozo de hoja de aloe vera.

2.- Retira las "espinas "y rugosidades con cuidado.

3-. Quita con mucho cuidado la piel externa de un lado de la hoja.

4.- Te va a quedar una especia de gel pegajoso.

5.- Lava tu rostro con el jabón rosado (te recomiendo usar este jabón para bañarte también).

6.- Seca tu cara y con el jugo de la hoja de la aloe vera, hazte una mascarilla (puedes aplicar directamente la hoja en tu rostro con cuidado, te puede irritar los ojos, solo aplícala del lado que retiraste la piel de la hoja)

7.- Existen dos vertientes:

a) Por mi parte cuando se seca en mi cara el gel, me vuelvo a aplicar otra capa. Y me lavo el rostro como veinte minutos después de la primera aplicación.

b) Lo he aplicado a otras personas y una de ellas me dijo que experimentó picor después de cinco minutos de espera. Por lo que, si es tu caso, lávate la cara en cuanto experimentes molestias o antes.

Es todo lo que yo necesito ahora. Una plantita de Aloe Vera en mi jardín y su extracto dos veces por semana.

7.- Recomendaciones Finales

Me gustaría darte algunas recomendaciones adicionales, esta historia que acabas de leer, es un caso extremo de acné. Acudí con varios médicos, use muchos tratamientos naturales y químicos. Investigué y me documenté por todos los medios.

Pase años completos pensando en el problema y no encontraba una solución. Me afectó mucho en mi forma de ser y de pensar. Afortunadamente ya he superado todo eso. Gracias a mi hábito de investigar y leer, mi vida ha cambiado completamente. Ahora incluso proveo consejos de superación personal y finanzas.

Quise escribir este libro para compartir mi historia con las personas que tienen este mismo problema o tal vez, para alguien que conozca una persona que esté pasando por algo similar. En ciertos puntos sé que es una lectura dura. Pero es lo que ocurrió, como me sentí y como lo resolví. Si tú así lo deseas, puedes aplicar los procedimientos y recomendaciones que vienen a lo largo del libro, no puedo decirte que hagas exactamente lo mismo que yo hice porque no conozco tu caso y no soy un médico. Pero si soy una persona PERSEVERANTE que puede inspirarte y ofrecerte consejos sinceros. Usa lo que te sirva, prueba y lo que no te aproveche, deséchalo.

Lo que si me gustaría decirte para finalizar es "NUNCA TE RINDAS". Esa es la mejor recomendación que puedo darte.

Alejandro Alba